46 Recetas De Comidas Para Ayudar A Reducir Dolores Menstruales:

Elimine El Dolor Y La Molestia Usando Alimentos Naturales Como Remedio

Por

Joe Correa CSN

DERECHOS DE AUTOR

RECONOCIMIENTOS

Este libro está dedicado a mis amigos y familiares que han tenido una leve o grave enfermedad, para que puedan encontrar una solución y hacer los cambios necesarios en su vida.

46 Recetas De Comidas Para Ayudar A Reducir Dolores Menstruales:

Elimine El Dolor Y La Molestia Usando Alimentos Naturales Como Remedio

Por

Joe Correa CSN

CONTENIDOS

ACERCA DEL AUTOR

Luego de años de investigación, honestamente creo en los efectos positivos que una nutrición apropiada puede tener en el cuerpo y la mente. Mi conocimiento y experiencia me han ayudado a vivir más saludablemente a lo largo de los años y los cuales he compartido con familia y amigos. Cuanto más sepa acerca de comer y beber saludable, más pronto querrá cambiar su vida y sus hábitos alimenticios.

La nutrición es una parte clave en el proceso de estar saludable y vivir más, así que empiece ahora. El primer paso es el más importante y el más significativo.

INTRODUCCION

La mayoría de las mujeres, antes y durante su período, sufren de algún tipo de dolor abdominal y de espalda, un síntoma premenstrual que viene en una variedad de síntomas como irritabilidad, torpeza, dolores de cabeza, dolor y sensibilidad en los pechos, náusea, diarrea, hinchazón, acné, etc.

Los síntomas menstruales aparecen 7-10 días antes del inicio de la menstruación y, usualmente, siguen unos días después de iniciar el período.

Estos síntomas varían de ciclo a ciclo y entre mujeres. Pero una cosa es cierta, cada mujer en el planeta ha experimentado algunos de estos síntomas al menos una vez en su vida. Depende del balance hormonal, pero también de otros factores como la dieta, el estrés y el estilo de vida. Es por ello que es extremadamente importante conocer su cuerpo mejor, seguir su ciclo menstrual anotándolo en un calendario, y observando cómo se comporta su cuerpo. Esto le ayudará a aprender a tratar con su cuerpo y a reducir estos síntomas desagradables.

¡Una dieta anti Síntomas Premenstruales!

Para evitar síntomas premenstruales desagradables en la segunda mitad del ciclo, debe ser cuidadoso de lo que come. Evite mucha azúcar, comidas procesadas, bebidas sin alcohol, alcohol, café, té negro, y muchas grasas. Corregir su dieta en los 14 días antes del período evitará y reducirá los efectos secundarios del síndrome premenstrual e incluso el dolor.

Reducir la ingesta de sal no afecta significativamente la acumulación de agua en los tejidos y la hinchazón.

En la segunda mitad del ciclo menstrual, deberá comer más pescado y grasas saludables, ya que se ha demostrado que puede aliviar los síntomas del síndrome premenstrual. Las mujeres que sufren de dolor menstrual tienen un bajo nivel de ácidos grasos en el cuerpo. Interesantemente, las mujeres de Japón rara vez sufren de síntomas premenstruales por su dieta rica en pescado y grasa saludables.

Para reducir los calambres menstruales, deberá comer comidas ricas en vitaminas B, especialmente piridoxina (vitamina B6). Eleva el estado de ánimo, mejora el sueño y calma el dolor en el abdomen.

La salud general también mejorará con calcio y magnesio. Los expertos explican que la necesidad de ellos se incrementa en la segunda mitad del ciclo, y su falta puede causar muchos síntomas premenstruales. El calcio no solo mejora el ánimo, sino que también previene reacciones alérgicas, dolor, y reduce el sangrado menstrual. El magnesio ayuda a establecer un balance mental, reduce la irritabilidad y estrés, y mejora la resistencia general del organismo.

Este libro de receta provee muchas recetas para una dieta balanceada durante este periodo difícil del mes. Disfrute probándolas y disfrute su vida, ¡cada día!

46 Recetas De Comidas Para Ayudar A Reducir Dolores Menstruales: Elimine El Dolor Y La Molestia Usando Alimentos Naturales Como Remedio

Recetas de Desayunos

1. Copos de Avena con Yogurt Griego, Damascos y Nueces

Ingredientes:

2 onzas copos de avena

10 onzas Yogurt griego

1 cucharada de miel

7 onzas damascos frescos, trozados

1 cucharada de nueces, rallada

Preparación:

Hervir una taza de agua. Poner la avena en ella y cocinar por 3-4 minutos.

Reducir el fuego y verter las nueces. Hervir a fuego lento hasta que los copos de avena estén blandos.

Remover del fuego y dejar enfriar. Agregar la miel y mezclar bien. Servir con damascos.

Información nutricional por porción: Kcal: 267, Proteínas: 24g, Carbohidratos: 39g, Grasas: 7g

2. Quínoa Caliente con Banana y Semillas de Chía

Ingredientes:

2 cucharadita de semillas de chía, remojadas

½ taza de leche de almendra

1.5 onzas quínoa

½ taza de agua

1 banana pequeña, pelada y rebanada

2 cucharadas de arándanos

1 cucharada de miel

1 cucharada de almendras, trozadas

Preparación:

Combinar el agua y la leche de almendra en una cacerola mediana. Hervir y agregar la quínoa. Reducir el fuego y cocinar por unos 20 minutos, o hasta que toda el agua se haya evaporado.

Mientras tanto, aplastar ½ banana con un tenedor. Dejar la otra mitad en rodajas. Trozar la almendra y dejar a un lado.

Transferir la quínoa cocida a un plato hondo. Verter la banana hecha puré, arándanos, miel y semillas de chía.

Servir con banana en rodajas y almendras trozadas.

Información nutricional por porción: Kcal: 306 Proteínas: 17g, Carbohidratos: 33, Grasas: 14g

3. Panqueques de Trigo con Arándanos y Yogurt Griego

Ingredientes:

4 huevos, Ricos en Omega-3

4 cucharadas harina de trigo sarraceno

4 cucharadas semillas de lino, molidas

1 taza de leche de almendra

¼ cucharadita de sal

1 taza de Yogurt griego

1 taza de arándanos frescos

Aceite de linaza

Preparación:

Combinar los ingredientes en un bowl. Batir bien con una batidora eléctrica al máximo.

Calentar el aceite en una sartén mediana, a temperatura alta. Verter un poco de la mezcla en la sartén y freír los panqueques por 2-3 minutos de cada lado.

Esta mezcla debería darle unos 8 panqueques.

Rellenar cada panqueque con yogurt griego y arándanos frescos. Servir.

Información nutricional por porción: Kcal: 161 Proteínas: 16.5g, Carbohidratos: 10, Grasas: 5g

4. Huevos Rellenos con camarones, palta y berro

Ingredientes:

2 huevos

4 camarones pequeños

1 cucharada de mostaza de Dijon

¼ cucharadita de pimienta negra fresca, molida

1 palta mediana, en mitades

Un puñado de berro finamente trozado

Λceite de oliva extra virgen

¼ taza de jugo de limón fresco

Lechuga fresca

Preparación:

Calentar dos cucharadas de aceite a temperatura media. Agregar los camarones y freír por unos 5 minutos. Remover del fuego y dejar a un lado.

Mientras tanto, hervir los huevos. Gentilmente poner 2 huevos en una cacerola con agua hirviendo. Cocinar por 10 minutos. Colar. Dejar enfriar por un rato y pelar. Puede agregar una cucharada de bicarbonato de sodio al agua, esto hará que el pelado sea más simple.

Cortar los huevos por la mitad y remover la yema.

En un bowl mediano, combinar las yemas con media palta, mostaza, pimienta negra y jugo de limón. Transferir a una procesadora y combinar. Usar esta mezcla para rellenar cada mitad de huevo.

Cubrir cada huevo con puerro cortado finamente y un camarón. Puede agregar sal a gusto.

Servir con lechuga fresca y palta trozada.

Información nutricional por porción: Kcal: 170 Proteínas: 29g, Carbohidratos: 8, Grasas: 11g

5. Yogurt griego con Muesli, Miel y Kiwi

Ingredientes:

3.5 onzas Yogurt griego

1 cucharada de miel

¼ taza de muesli (Uso copos de avena con frutos secos, pero cualquier otra combinación que tenga a mano funcionará)

½ banana grande o 1 banana pequeña, pelada y rebanada

2 cucharadas de pasas de uva

2 cucharadas de nueces, trozadas finamente

Preparación:

Combinar el yogurt griego con miel y mezclar bien con una cuchara. Agregar el muesli, banana en rodajas, y servir inmediatamente con pasas de uva y nueces cortadas finamente.

Información nutricional por porción: Kcal: 121 Proteínas: 19g, Carbohidratos: 16.7g, Grasas: 4.5g

Recetas de Sopas

6. Sopa de Champiñones y Jengibre

Ingredientes:

1 onzas champiñones chinos secos o 4½ onzas champiñones de campo o de castaño

1½ pintas caldo vegetal caliente

4½ onzas fideos al huevo

2 cucharadita aceite de maíz

3 dientes de ajo, aplastados

1 pulgada pieza de raíz de jengibre, finamente rallada

2 cucharadas crema agria

1 cucharadita salsa de tomate suave

4½ onzas brotes de soja

Hojas de cilantro frescas, para decorar

Preparación:

Remojar los champiñones chinos secos por unos 30 minutos en 10 onzas de caldo vegetal caliente. Remover todos los tallos y desechar, luego rebanar los champiñones. Dejar el caldo a un lado.

Cocinar los fideos por 2-3 minutos en agua hirviendo. Colar y dejar a un lado.

Calentar el aceite a fuego alto en un wok o sartén grande. Agregar el ajo y jengibre, revolver y añadir los champiñones. Cocinar a fuego alto por 2 minutos, revolviendo.

Unir el caldo vegetal remanente con el caldo reservado y hervir. Agregar la crema agria y salsa de tomate.

Verter los brotes de soja y cocinar hasta que ablanden. Poner fideos en cada bowl y servir la sopa encima. Decorar con hojas de cilantro y servir inmediatamente.

Información nutricional por porción: Kcal: 74 Proteínas: 3g, Carbohidratos: 9g, Grasas: 3g

7. Sopa de Lentejas y Pasta

Ingredientes:

2 piezas de pechuga de pollo magra, cortada en cubos pequeños

1 cebolla, trozados

2 dientes de ajo, aplastados

2 tallos de apio, trozados

1¾ onzas Farfalle o spaghetti, cortados en piezas pequeñas

14 onzas lentejas, remojadas

2 pintas' caldo de carne o vegetal caliente

2 cucharadas menta fresca trozada

Preparación:

Poner la carne en una sartén grande junto con las cebollas, ajo y apio. Cocinar por 4-5 minutos, hasta que la cebolla esté blanda y la carne empiece a dorar.

Agregar la pasta a la sartén y cocinar revolviendo por 1 minuto.

Añadir las lentejas y caldo, y hervir. Bajar el fuego y dejar hervir a fuego lento por 12-15 minutos o hasta que la pasta esté blanda.

Remover la sartén del fuego y añadir la menta fresca trozada. Transferir la sopa caliente a bowls y servir inmediatamente.

Consejo: Si lo prefiere, usar lentejas secas, agregar el caldo antes de la pasta y cocinar por 1 ¼ horas hasta que ablanden. Agregar luego la pasta y cocinar por otros 12-15 minutos.

Información nutricional por porción: Kcal: 225 Proteínas: 13g, Carbohidratos: 27g, Grasas: 8g

8. Sopa de Lentejas y Zanahoria picante

Ingredientes:

4 onzas lentejas rojas

12 onzas zanahorias, pelada y rebanada

2 cebollas, peladas y cortadas

9 onzas tomates trozados

2 dientes de ajo, peladas y cortadas

2 cucharadas ghi o aceite vegetal

2 pintas' caldo vegetal

1 cucharadita comino molido

1 cucharadita cilantro molido

1 chile verde fresco, sin semillas y trozado, o 1 cucharadita de chile molido

½ cucharadita cúrcuma molida

1 cucharada jugo de limón

Sal

10 onzas leche desnatada

2 cucharadas cilantro fresco trozado

Yogurt natural, para servir

Preparación:

Poner las lentejas en un tamiz y lavar bien bajo agua fría. Colar bien y poner en una cacerola grande con 1 ½ pinta de caldo vegetal, zanahorias, cebollas, tomates y ajo. Hervir. Bajar el fuego, tapar y hervir por 30 minutos.

Mientras tanto, calentar el ghi o aceite en una sartén pequeña, agregar el comino, cilantro, chile y cúrcuma y cocinar por 1 minuto. Remover del fuego y verter el jugo de limón y sal a gusto.

Hacer puré la sopa en una procesadora. Poner nuevamente en la cacerola, agregar la mezcla de especias y el caldo remanente o agua, y hervir a fuego lento por 10 minutos.

Agregar la leche a la sopa y ajustar la sazón a gusto. Añadir el cilantro trozado y recalentar. Servir caliente con una porción de yogurt.

Información nutricional por porción: Kcal: 173 Proteínas: 9g, Carbohidratos: 24g, Grasas: 5g

9. Sopa de Lentejas

Ingredientes:

2 cucharadas de aceite vegetal

2 dientes de ajo, aplastados

1 cebolla, trozados

½ cucharadita cúrcuma

1 cucharadita mezcla de especias

¼ cucharadita polvo de chile

1 cucharadita comino molido

2 lb. 4 onzas tomates trozados

7 onzas lentejas rojas

2 cucharadita jugo de limón

1-pint caldo vegetal

10 onzas de leche de coco

Sal y pimienta

Pan naan, para servir

Para decorar:

Cilantro fresco, trozada finamente

Rodajas de limón

Preparación: Calentar el aceite en una sartén grande. Agregar el ajo y cebolla y saltear, revolviendo, por 2-3 minutos. Agregar la cúrcuma, mezcla de especias, polvo de chile y comino, y cocinar por otros 30 segundos.

Añadir los tomates, lentejas rojas, jugo de limón, caldo vegetal y leche de coco. Revolver y hervir.

Bajar el fuego a mínimo y hervir la sopa, tapada, por unos 25-30 minutos, hasta que las lentejas estén blandas y cocidas.

Sazonar con sal y pimienta y poner la sopa en bowls para servir. Decorar con cilantro trozado y rodajas de limón. Servir inmediatamente con pan naan caliente.

Información nutricional por porción: Kcal: 284 Proteínas: 16g, Carbohidratos: 38g, Grasas: 9g

10. Sopa de Wonton de Pollo

Ingredientes:

12 onzas pollo desmenuzado

1 cucharada salsa de tomate

1 cucharadita raíz de jengibre fresca, rallada

1 diente de ajo, trozada finamente

2 cucharadita jerez

2 cebollas de verdeo, trozados

1 cucharadita aceite de sésamo

1 clara de huevo

½ cucharadita harina de maíz

½ cucharadita azúcar

Unas 35 tapas de wonton

2½ pintas caldo de pollo

1 cebolla de verdeo, rallada

1 zanahoria pequeña, cortada en rodajas muy finas

Preparación:

Poner el pollo, salsa de tomate, jengibre, ajo, jerez, cebollas de verdeo, aceite de sésamo, clara de huevo, harina de maíz y azúcar en un plato hondo, y mezclar bien.

Poner una pequeña cucharada llena del relleno en el centro de cada tapa de wonton. Humedecer las puntas, y unirlas para formar una bolsa que encierre el relleno.

Cocinar los wonton en agua hirviendo por 1 minuto o hasta que floten en la superficie. Remover con un cucharón.

Verter el caldo de pollo en una cacerola y hervir. Agregar la cebolla de verdeo, zanahoria y wonton a la sopa. Hervir a fuego lento por 2 minutos, y luego servir.

Información nutricional por porción: Kcal: 101 Proteínas: 14g, Carbohidratos: 3g, Grasas: 4g

Recetas de Almuerzos

11. Kebab de carne, tomate y aceitunas

Ingredientes:

1 lb. filete de lomo o solomillo

16 tomates cherry

16 aceitunas verdes grandes, sin carozo

Sal y pimienta negra fresca molida

Pan de Focaccia, para servir

Para Rociar:

4 cucharadas de aceite de oliva

1 cucharada vinagre de jerez

1 diente de ajo, aplastados

Condimento de Tomate Fresco:

1 cucharada aceite de oliva

1 cucharada vinagre de jerez

1 diente de ajo, aplastados

6 tomates ciruela, sin piel, sin semillas y trozado

2 aceitunas verdes, sin carozo y rebanadas

1 cucharada perejil fresco trozado

1 cucharada jugo de limón

Preparación:

Remover la grasa de la carne y cortar en 24 piezas iguales. Enhebrar la carne en 8 pinchos, alternándola con tomates cereza y aceitunas descarozadas.

Para hacer la salsa, en un plato hondo combinar el aceite, vinagre, ajo, y sazonar con sal y pimienta a gusto.

Para hacer el condimento de tomate, calentar el aceite en una sartén pequeña y cocinar la cebolla y ajo por 3-4 minutos hasta que ablanden. Agregar los tomates y aceitunas rebanadas y cocinar por 2-3 minutos hasta que los tomates comiencen a ablandarse. Añadir el perejil y jugo de limón, y sazonar con sal y pimienta. Dejar a un lado y mantener caliente.

Asar los pinchos en un rack aceitado sobre carbón caliente por 5-10 minutos, añadiendo la salsa y rotándolos frecuentemente. Servir con el condimento de tomate y rodajas de Focaccia.

Información nutricional por porción: Kcal: 166 Proteínas: 12g, Carbohidratos: 1g, Grasas: 12g

12. Filete de pollo picante

Ingredientes:

14 onzas filete de pollo

3 cucharadas mermelada de naranja

Ralladura y jugo de 1 naranja

1 cucharada vinagre de vino blanco

Pizca de salsa de tabasco

Sal y pimienta

Salsa:

1 cucharada aceite de oliva

1 cebolla pequeña, trozados

1 pimiento verde pequeño, sin semillas y rebanado finamente

1 cucharada harina de maíz

5 onzas jugo de naranja

Servir Con:

Arroz cocido

Hojas de ensalada mixtas

Preparación:

Poner un pedazo grande de papel aluminio de doble grosos en una fuente plana. Poner el filete de pollo en el centro y sazonar a gusto.

Calentar la mermelada, ralladura y jugo de naranja, vinagre y salsa tabasco en una cacerola pequeña, revolviendo, hasta que la mermelada se haya derretido y los ingredientes estén combinados. Verter la mezcla sobre el pollo y enrollar con el papel aluminio. Sellar bien para que los jugos no puedan salir. Poner sobre carbón caliente y asar por 25 minutos, rotando ocasionalmente.

Para la salsa, calentar el aceite en una sartén y cocinar la cebolla por 2-3 minutos. Agregar el pimiento y cocinar otros 3-4 minutos.

Remover la carne del papel aluminio y poner en un rack. Verter los jugos en la sartén con la salsa. Continuar asando el pollo por otros 10-20 minutos, rotando hasta que se haya cocido y esté dorado.

En un plato hondo, mezclar la harina de maíz con un poco de jugo de naranja, formando una pasta. Agregar a la salsa con el remanente de los jugos de cocción. Cocinar, revolviendo, hasta que espese. Rebanar el filete de pollo, untar con la salsa y servir con arroz y hojas de ensalada.

Información nutricional por porción: Kcal: 230 Proteínas: 19g, Carbohidratos: 20g, Grasas: 9g

13. Pinchos de pollo al limón

Ingredientes:

4 pechugas de pollo, sin piel ni hueso

1 cucharadita cilantro molido

2 cucharadita jugo de limón

10 onzas Yogurt natural

1 limón

2 cucharadas cilantro fresco trozado

Aceite, para cepillar

Sal y pimienta

Ramitas de Cilantro fresco, para decorar

Preparación:

Cortar el pollo en piezas de 2.5cm y ponerlo en una fuente playa, no metálica.

Agregar el cilantro molido, jugo de limón, 4 cucharadas del yogurt, y sal y pimienta a gusto. Mezclar todo junto hasta que esté bien combinado. Cubrir con film y refrigerar por al menos 2 horas, preferentemente toda la noche.

Para hacer el yogurt de limón, pelar y trozar finamente el limón, descartando semillas. En un bowl, mezclar el limón con el remanente de yogurt y el cilantro trozado. Enfriar hasta que sea necesario.

Poner las piezas de pollo en los pinchos. Cepillar el rack con aceite, rebosar el pollo con la mezcla de condimento y ponerlo en el rack. Asar sobre carbón caliente por unos 15 minutos, poniéndole aceite constantemente.

Poner el pollo cocido en platos para servir y decorar con ramas de cilantro fresco, gajos de limón y hojas de ensalada frescas. Servir con el yogurt de limón.

Información nutricional por porción: Kcal: 187 Proteínas: 34g, Carbohidratos: 6g, Grasas: 3g

14. Langostinos con hierbas y ajo

Ingredientes:

12 onzas langostinos crudos, pelados

2 cucharadas perejil fresco trozado

4 cucharadas jugo de limón

4 cucharadas de aceite de oliva

2 dientes de ajo, trozados

Sal y pimienta

Preparación:

Poner los langostinos cocidos en una fuente plana, no metálica, con el perejil, jugo de limón y sal y pimienta a gusto. Dejar marinar en las hierbas por lo menos 30 minutos.

Calentar el aceite con el ajo en una sartén pequeña. Revolver para mezclar bien.

Usar un cucharón para remover los langostinos de la marinada y agregarlos a la sartén con el ajo. Revolver hasta que esté bien cubierto, y luego ponerlos en pinchos.

Asar los pinchos sobre carbón caliente por 5-10 minutos, hasta que se pongan rosados y estén cocidos. Cepillar los langostinos con el ajo remanente mientras se asan.

Transferir los pinchos a platos para servir. Rociar con el ajo remanente.

Información nutricional por porción: Kcal: 160 Proteínas: 16g, Carbohidratos: 1g, Grasas: 9g

15. Filetes de Atún

Ingredientes:

4 filetes de atún, de unas 6 onzas cada uno

½ cucharadita ralladura de lima fina

1 diente de ajo, aplastados

2 cucharadita aceite de oliva

1 cucharadita comino molido

1 cucharadita cilantro molido

Pimienta

1 cucharada jugo de lima

Ramitas de Cilantro fresco, para decorar

Preparación:

Remover la piel de los filetes de atún, lavarlos y secarlos con papel cocina absorbente. En un bowl pequeño, mezclar la ralladura de limón, ajo, aceite de oliva, comino, cilantro molido y pimienta, para hacer una pasta.

Esparcir la pasta finamente en ambos lados del filete de atún. Cocinarlo por 5 minutos, dándolo vuelta una vez, en un rack de parrilla cubierto con papel aluminio, sobre carbón caliente, o en una fuente de hornear a fuego alto. Cocinar por otros 4-5 minutos, secar con papel cocina y transferir a un plato.

Rociar con jugo de lima y ramitas de cilantro fresco. Servir con un acompañamiento de palta, gajos de lima y tomate.

Información nutricional por porción: Kcal: 239 Proteínas: 42g, Carbohidratos: 0.5g, Grasas: 8g

16. Frijoles de Chile Vegetarianos

Ingredientes:

1 cucharada aceite

2 dientes de ajo, aplastados

2 chiles rojos frescos pequeños, trozada finamente

1 pimiento verde, en cubos

14 onzas frijoles rojos, remojadas

14 onzas tomates trozados

4 onzas salsa de pasta de tomate

1 cucharadita azúcar negra

Preparación:

Calentar el aceite en una sartén y cocinar el ajo, chile y cebolla por 3 minutos, o hasta que la cebolla esté dorada.

Agregar los ingredientes restantes, hervir y reducir el fuego. Hervir a fuego lento por 15 minutos, o hasta que haya espesado.

Información nutricional por porción: Kcal: 190 Proteínas: 9g, Carbohidratos: 34g, Grasas: 1.5g

17. Strudel de Vegetales

Ingredientes:

1 berenjena grande

1 pimiento verde

3 calabacines, cortados longitudinalmente

2 cucharadas de aceite de oliva

6 hojas de pasta filo

1¾ onzas hojas de espinaca bebé inglesas

2 onzas queso feta, rebanado

Preparación:

Cortar la berenjena longitudinalmente. Rociar con sal y dejar por 20 minutos (para sacar la amargura). Lavar bien y secar.

Cortar el pimiento en piezas largas y finas y poner con la piel hacia arriba en un grill caliente, hasta que la piel haya dorado. Poner en una bolsa plástica, y luego remover la piel.

Cepillar la berenjena y calabacín con un poco de aceite de oliva y grillar por 5-10 minutos, hasta que doren. Dejar a un lado para enfriar.

Precalentar el horno a 375°F. Cepillar una hoja de pasta filo con aceite de oliva, y ponerlas una encima de la otra. Poner la mitad de las rebanadas de berenjena en el centro de la pasta filo y cubrir con capas de calabacín, pimiento, espinaca y queso feta. Repetir las capas hasta que el vegetal y queso hayan sido usados por completo. Enrollar la pasta filo, cepillar con aceite, poner en una fuente y llevar al horno por 35 minutos, o hasta que dore.

Información nutricional por porción: Kcal: 287 Proteínas: 16g, Carbohidratos: 38g, Grasas: 4g

18. Ensalada de Cheddar Picante

Ingredientes:

¼ taza salsa de pimentón dulce

1 cucharadita ajo molido

1 cucharadita jengibre rallado

2 cucharadas salsa de tomate

1 lb. cheddar firme, cortado en cubos de ½ pulgada

2 cucharadas de aceite

2 zanahorias, rebanado

2 calabacines, rebanado

6 cebollas de verdeo, rebanado

3½ onzas guisantes, rematada y sin cola

Preparación:

Mezclar la salsa de pimentón dulce, ajo, jengibre y salsa de tomate en un plato hondo. Agregar el cheddar. Cubrir y dejar marinar por 10 minutos.

Drenar el cheddar, reservando la marinada. Calentar la mitad del aceite en una sartén grande. Agregar el cheddar y cocinar a fuego alto por 4 minutos, o hasta que dore por completo, rotando frecuentemente. Dejar a un lado.

Calentar el aceite restante. Agregar los vegetales y cocinar a fuego alto por 2-3 minutos, revolviendo. Agregar el queso y la marinada. Hervir, revolviendo gentilmente para combinar la mezcla. Remover del fuego y servir.

Información nutricional por porción: Kcal: 195 Proteínas: 4g, Carbohidratos: 19g, Grasas: 11g

19. Champiñones de campo rellenos

Ingredientes:

4 champiñones de campo grandes

1 onzas aceite de oliva

1 puerro, rebanado

2-4 dientes de ajo, aplastados

2 cucharadita semillas de comino

1 cucharadita cilantro molido

¼ - ½ cucharadita polvo de chile

2 tomates, trozados

2 tazas vegetales congelados mixtos

½ taza arroz negro cocido

1/3 taza cheddar rallado

¼ taza parmesano rallado

¼ taza anacardos, trozados

Preparación:

Precalentar el horno a 400 grados. Secar los champiñones con una toalla de papel. Remover los tallos y trozarlos finamente.

Calentar el aceite en una sartén. Agregar los tallos trozados y puerro, y cocinar por 2-3 minutos, o hasta que ablande. Añadir el ajo, semillas de comino, cilantro molido y polvo de chile, y cocinar por 1 minuto, o hasta que la mezcla largue aroma.

Añadir el tomate y vegetales congelados. Hervir, reducir el fuego y continuar cocinando por 5 minutos. Agregar el arroz y sazonar bien.

Verter la mezcla en las tapas de champiñones, rociar con queso cheddar y parmesano, y hornear por 15 minutos, o hasta que el queso se haya derretido. Espolvorear con anacardos y servir.

Información nutricional por porción: Kcal: 180 Proteínas: 3g, Carbohidratos: 6g, Grasas: 3.5g

20. Hamburguesas de Lentejas Masala

Ingredientes:

1 taza lentejas rojas

1 cucharada aceite

2 cebollas, rebanado

1 cucharadita comino molido

1 cucharadita cilantro molido

1 cucharadita mezcla de especias

14 onzas garbanzos, remojadas

1 huevo

¼ taza perejil fresco trozado

2 cucharadas cilantro fresco trozado

2¼ tazas migas de pan rancio

Harina común, para espolvorear

Preparación:

Agregar las lentejas en una cacerola grande de agua hirviendo y cocinar a fuego lento por 15 minutos, o hasta que ablanden. Colar bien. Calentar el aceite de oliva en una sartén mediana. Agregar la cebolla y freír por 3 minutos, o hasta que esté traslúcida y blanda. Añadir las especias y revolver bien. Remover del fuego y dejar enfriar.

Transferir a una procesadora. Agregar los garbanzos, huevo y la mitad de las lentejas. Mezclar hasta que quede suave y pasar a un bowl. Agregar las lentejas restantes, perejil, cilantro y migas de pan. Mezclar bien y dividir en 10 porciones.

Formar las hamburguesas. Espolvorearlas con harina, y poner en un grill o fuente levemente engrasada. Cocinar por 3-4 minutos de cada lado, o hasta que doren.

Información nutricional por porción: Kcal: 127 Proteínas: 15g, Carbohidratos: 24g, Grasas: 4g

21. Cuscús de Vegetales picante

Ingredientes:

2 cucharadas de aceite de oliva

2 dientes de ajo, aplastados

1 chile rojo pequeño, en cubos

1 puerro, rebanado finamente

2 bulbos de hinojo pequeños, rebanado

2 cucharadita comino molido

1 cucharadita cilantro molido

1 cucharadita cúrcuma molida

1 cucharadita mezcla de especias

11 onzas batata, trozados

2 nabos, rebanado

1½ tazas caldo vegetal

2 calabacines, rebanado grueso

8 onzas broccoli, cortado en pedazos

2 tomates, peladas y cortadas

1 pimiento verde, trozados

14 onzas garbanzos, remojadas

2 cucharadas perejil de hoja plana fresco, trozado

2 cucharadas tomillo al limón fresco, trozado

Cuscús

1¼ tazas cuscús instantáneo

2 cucharadas de aceite de oliva

1 taza caldo vegetal caliente

Preparación:

Calentar el aceite en una cacerola grande y agregar el ajo, chile, puerro e hinojo. Cocinar a fuego medio por 10 minutos, o hasta que el puerro e hinojo estén blandos y dorados.

Agregar el comino, cilantro, cúrcuma, mezcla de especias, batata y nabo. Cocinar por 5 minutos, revolviendo para cubrir los vegetales con las especias.

Agregar el caldo vegetal y hervir a fuego lento, tapado, por 15 minutos. Añadir el calabacín, brócoli, tomate, pimiento y garbanzos. Continuar hirviendo, sin tapa, por 30 minutos, o hasta que los vegetales estén blandos. Agregar las hiervas.

Poner el cuscús y aceite de oliva en un plato hondo. Verter el caldo y dejar absorber por 5 minutos. Remover gentilmente con un tenedor para separar los granos. Hacer un nido con el cuscús en cada plato y servir los vegetales picantes en el medio.

Información nutricional por porción: Kcal: 219 Proteínas: 6.5g, Carbohidratos: 40g, Grasas: 3g

22. Nueces Asadas

Ingredientes:

2 cucharadas de aceite de oliva

1 cebolla grande, en cubos

2 dientes de ajo, aplastados

10 onzas champiñones de campo, trozada finamente

6½ onzas anacardos crudos

6½ onzas Nueces brasileras

1 taza cheddar rallado

¼ taza parmesano fresco rallado

1 huevo, ligeramente batido

2 cucharadas cebolletas frescas trozadas

1 taza migas de pan de trigo integral frescas

Salsa de tomate:

1 onzas aceite de oliva

1 cebolla, trozada finamente

1 diente de ajo, aplastados

13 onzas tomates, trozados

1 cucharada pasta de tomate

1 cucharadita azúcar glas

Preparación:

Precalentar el horno a 350 grados.

Engrasar una fuente de 5 ½ x 8 ½ pulgadas y poner papel manteca encima. Calentar el aceite de oliva en una sartén mediana. Agregar la cebolla y el ajo. Freír hasta que ablanden. Añadir los champiñones y continuar cocinando hasta que el agua se evapore. Remover del fuego y dejar enfriar.

Poner las nueces en una procesadora y mezclar hasta que queden trozadas finamente.

Combinar los ingredientes y poner en el pan. Hornear por 15 minutos. Dejar en la fuente por 5 minutos.

Para la salsa:

Calentar el aceite de oliva en una sartén, a fuego medio. Agregar la cebolla y ajo y freír por 5 minutos. Añadir los tomates, azúcar, pasta de tomate y 1/3 taza de agua. Cocinar por otros 5 minutos.

Servir con la nuez asada rebanada.

Información nutricional por porción: Kcal: 297 Proteínas: 12g, Carbohidratos: 24g, Grasas: 14g

23. Falafel

Ingredientes:

2 tazas garbanzos, remojadas

1 cebolla pequeña, trozados

2 dientes de ajo, aplastados

2 cucharadas perejil fresco trozado

1 cucharada cilantro fresco trozado

2 cucharadita comino molido

½ cucharadita polvo de hornear

Aceite, para freír

Humus:

425g/14 onzas garbanzos enlatados

2-3 cucharadas jugo de limón

2 cucharadas de aceite de oliva

2 dientes de ajo, aplastados

3 cucharadas Tahini

Salsa de Tomate:

2 tomates, pelados y trozado finamente

¼ Pepino Libanés, trozada finamente

½ pimiento verde, trozada finamente

2 cucharadas perejil fresco trozado

1 cucharadita azúcar

2 cucharadita chili sauce

Ralladura y Jugo de 1 limón

Preparación:

Remojar los garbanzos en 3 tazas de agua por al menos 4 horas. Colar y mezclar en una procesadora por 30 segundos, o hasta que queden bien picados.

Agregar la cebolla, ajo, perejil, cilantro, comino, polvo de hornear y una cucharada de agua, y procesar por 10 segundos, o hasta que la mezcla forme una pasta. Cubrir y dejar reposar por 30 minutos.

Para hacer el humus, poner los garbanzos colados, jugo de limón, aceite y ajo en una procesadora. Sazonar y procesar por 20-30 segundos, o hasta que quede suave. Agregar el Tahini y mezclar por otros 10 segundos.

Para hacer la salsa de tomate, mezclar todos los ingredientes y sazonar con mucha pimienta negra fresca.

Formar bolas del tamaño de una cucharada con el falafel. Remover el exceso de mezcla. Calentar el aceite de oliva en una cacerola profunda, hasta que un cubo de pan se dore en 15 segundos. Poner el falafel en el aceite en tandas de a 5. Cocinar por 3-4 minutos cada tanda. Cuando doren bien, remover. Secar con toallas de papel y servir caliente o frío con pan libanés, humus y salsa de tomate.

Información nutricional por porción: Kcal: 114 Proteínas: 4g, Carbohidratos: 10g, Grasas: 6g

24. Tortilla de Vegetales

Ingredientes:

1 cucharada aceite de oliva

2 dientes de ajo, aplastados

1 cebolla morada pequeña, trozados

1 pimiento verde pequeño, trozados

1 lb. papas asadas, hervidas o al vapor, rebanado grueso

¼ taza perejil fresco trozado

6 huevos, ligeramente batido

¼ taza parmesano rallado

Preparación:

Calentar el aceite en una sartén antiadherente grande. Agregar el ajo, cebolla y pimienta, y cocinar a fuego medio por 2-3 minutos. Agregar las rodajas de papa y cocinar otros 2-3 minutos. Añadir el perejil y esparcir la mezcla en la sartén.

Batir los huevos con 2 cucharadas de agua, verter en la sartén y cocinar a fuego medio por 15 minutos, sin quemar la base.

Precalentar el grill al máximo. Rociar el parmesano sobre la tortilla y grillar por unos minutos para cocinar el huevo y dorar. Cortar para servir.

Información nutricional por porción: Kcal: 208 Proteínas: 11g, Carbohidratos: 17g, Grasas: 10g

25. Tortilla de Vegetales Rallados

Ingredientes:

3 cucharadas de aceite de oliva

1 cebolla, trozada finamente

1 zanahoria pequeña, rallada

1 calabacín pequeño, rallada

1 taza calabaza rallada

1/3 taza queso Cheddar cortado en cubos finos

5 huevos, ligeramente batido

Preparación:

Calentar 2 cucharadas de aceite en una sartén y cocinar la cebolla por 5 minutos, o hasta que ablande. Agregar la zanahoria, calabacín y calabaza, y cocinar a fuego bajo, cubierto, por 3 minutos. Transferir a un plato hondo y dejar enfriar. Añadir el queso y mucha sal y pimienta. Agregar los huevos.

Calentar el aceite restante en una sartén antiadherente pequeña. Añadir la mezcla de tortilla y esparcir bien.

Reducir el fuego al mínimo y cocinar por 15-20 minutos, o hasta que esté casi lista. Dorar la parte de arriba en un grill caliente. Cortar y servir inmediatamente.

Información nutricional por porción: Kcal: 166 Proteínas: 114g, Carbohidratos: 6g, Grasas: 5g

Recetas de Cenas

26. Salchichas Vegetarianas

Ingredientes:

1 cucharada aceite de maíz

1 cebolla pequeña, trozada finamente

1¾ onzas champiñones, trozada finamente

½ pimiento verde, sin semillas y trozado finamente

14 onzas frijoles cannellini, lavados y colados

3½ onzas migas de pan frescas

3½ onzas queso Cheddar, rallado

1 cucharadita hierbas secas mixtas

1 yema de huevo

Harina común sazonada, para cubrir

Aceite para cocinar

Preparación:

Calentar el aceite en una cacerola y cocinar la cebolla, champiñones y pimiento verde hasta que ablanden.

Aplastar los frijoles cannellini en un plato hondo grande. Agregar la cebolla, champiñones y pimiento verde, y las migas de pan, queso, hierbas y yema de huevo. Mezclar bien.

Formar 8 salchichas, usando las manos.

Cubrir cada salchicha con la harina sazonada. Dejar reposar por unos 30 minutos.

Asar las salchichas en una hoja de aluminio aceitada, a fuego medio/alto, por 15-20 minutos, dando vuelta y cepillando frecuentemente con aceite, hasta que doren.

Dividir los rollos de pan al medio y poner una capa de cebollas. Añadir las salchichas y servir.

Información nutricional por porción: Kcal: 213 Proteínas: 8g, Carbohidratos: 19g, Grasas: 12g

27. Kebabs coloridos

Ingredientes:

1 pimiento verde, sin semillas

1 pimiento amarillo, sin semillas

1 pimiento verde, sin semillas

1 cebolla pequeña

8 tomates cereza

3½ onzas champiñones silvestres

Aceite sazonado:

6 cucharada aceite de oliva

1 diente de ajo, aplastados

½ cucharadita hierbas secas mixtas

Preparación:

Cortar los pimientos verde, rojo y amarillo en piezas de 1 pulgada.

Pelar la cebolla y cortar en gajos, dejando el extremo de la raíz intacto para mantenerlos juntos.

Poner las piezas de pimiento, gajos de cebolla, tomates y champiñones en pinchos, alternando colores.

Para hacer el aceite sazonado, mezclar el aceite de oliva, ajo y hierbas mixtas en un plato hondo pequeño. Cepillar la mezcla sobre los kebabs.

Asar los kebabs sobre carbón caliente por 10-15 minutos, cepillando con el aceite sazonado y rotando frecuentemente.

Transferir los kebabs a platos tibios. Servir inmediatamente, acompañado por una salsa de nueces.

Información nutricional por porción: Kcal: 131 Proteínas: 2g, Carbohidratos: 8g, Grasas: 11g

28. Gajos de Papa al Ajo

Ingredientes:

3 papas grandes, lavadas

4 cucharadas de aceite de oliva

2 dientes de ajo, trozados

1 cucharada romero fresco trozado

1 cucharada perejil fresco trozado

1 cucharada tomillo fresco trozado

Sal y pimienta

Preparación:

Hervir agua en una cacerola grande, agregar las papas y hervirlas por 10 minutos. Colar y refrescar bajo agua fría.

Transferir las papas a una tabla de cortar. Trozar en gajos gruesos, sin remover la piel.

Calentar el aceite y ajo en una sartén pequeña. Cocinar gentilmente hasta que el ajo comience a dorar. Añadir las hierbas, y sal y pimienta a gusto.

Cepillar la mezcla de ajo sobre los gajos de papa. Asar sobre carbón caliente por 10-15 minutos, cepillando frecuentemente, hasta que las papas estén blandas.

Servir como acompañante o entrada.

Información nutricional por porción: Kcal: 257 Proteínas: 3g, Carbohidratos: 26g, Grasas: 16g

29. Pilaf especiado con azafrán

Ingredientes:

Pizca grande de hebras de azafrán de buena calidad

16 onzas agua hirviendo

1 cucharadita Sal

2 cucharadas de aceite de linaza

2 cucharadas de aceite de oliva

1 cebolla grande, cortada muy finamente

3 cucharadas piñones

12 onzas arroz de grano largo (no basmati)

2 onzas sultanas

6 vainas de cardamomo verde, conchas apenas rotas

6 dientes de ajo

Pimienta

Cilantro fresco cortado muy finamente o perejil de hoja plana, para decorar

Preparación:

Tostar el azafrán en una sartén seca, a fuego medio, revolviendo constantemente por 2 minutos, hasta que larguen aroma. Inmediatamente poner en un plato.

Verter el agua hirviendo en una jarra, añadir el azafrán y sal y dejar por 30 minutos.

Calentar el aceite en una sartén a fuego medio/alto. Agregar la cebolla y cocinar por 5 minutos. Bajar el fuego, añadir los piñones y continuar cocinando por 2 minutos, revolviendo, hasta que las nueces comiencen a dorar.

Añadir el arroz, cubriendo todos los granos con aceite. Revolver y agregar las vainas de cardamomo y dientes de ajo. Agregar el agua saborizada con azafrán y hervir. Bajar el fuego, tapar y cocinar por 15 minutos sin sacar la tapa.

Remover del fuego. Dejar reposar 5 minutos sin destapar. Verificar que el arroz esté blando y el líquido se haya absorbido.

Ajustar la sazón. Añadir las hierbas y servir.

Información nutricional por porción: Kcal: 347 Proteínas: 5g, Carbohidratos: 60g, Grasas: 11g

30. Pollo carbonizado hindú

Ingredientes:

4 pechugas de pollo, sin piel ni hueso

2 cucharadas curry paste

1 cucharada aceite de maíz, más extra para cocinar

1 cucharada azúcar negra

1 cucharadita jengibre molido

½ cucharadita comino molido

Salsa de Pepino:

¼ pepino

Sal

5 onzas yogurt natural descremado

¼ cucharadita polvo de chile

Preparación:

Poner las pechugas de pollo entre dos papeles de hornear o film. Golpearlos con un rollo de cocina para aplastarlos bien.

Mezclar la pasta de curry, aceite, azúcar negra, jengibre y comino en un bowl pequeño. Esparcir la mezcla sobre ambos lados del pollo y luego dejar a un lado hasta que sea necesario.

Para hacer la salsa, pelar el pepino y remover las semillas con una cuchara. Rallarlo, rociar con sal, poner en un tamiz y dejar reposar por 10 minutos. Remover la sal y sacar el líquido restante presionándolo con una cuchara.

En un plato hondo pequeño, mezclar el pepino rallado con el yogurt natural y añadir el polvo de chile. Dejar reposar hasta que sea necesario.

Transferir las piezas de pollo a un rack aceitado y asar sobre carbón caliente por 10 minutos, rotando 1 vez.

Calentar el pan naan al lado del carbón. Servir el pollo con el pan y salsa de pepino, acompañado por hojas de ensalada frescas.

Información nutricional por porción: Kcal: 228 Proteínas: 28g, Carbohidratos: 12g, Grasas: 8g

31. Manzanas rellenas

Ingredientes:

4 manzanas medianas

2 cucharadas nueces trozadas

2 cucharadas almendras molidas

2 cucharadas light azúcar mascabado

2 cucharadas cerezas trozadas

2 cucharadas jengibre cristalizado trozado

4 cucharadas de aceite de linaza

Crema de leche o yogurt natural entero, para servir

Preparación:

Sacar el centro de las manzanas. Para hacer el relleno, en un plato hondo pequeño mezclar las nueces, almendras, azúcar, cerezas y jengibre.

Rellenar las manzanas con la mezcla. Poner un poco sobre la manzana también.

Poner las manzanas en papel aluminio y rociar con aceite. Enrollar el papel aluminio para que cada manzana quede bien cubierta.

Asar sobre carbón caliente por 25-30 minutos, o hasta que ablanden.

Transferir las manzanas a platos y servir con crema de leche batida o yogurt entero.

Información nutricional por porción: Kcal: 294 Proteínas: 3g, Carbohidratos: 31g, Grasas: 18g

32. Bananas Asadas

Ingredientes:

4 bananas

2 maracuyá

4 cucharadas jugo de naranja

4 cucharadas extracto de naranja

Crema sabor naranja:

5 onzas crema doble

3 cucharadas azúcar impalpable

2 cucharadas extracto de naranja

Preparación:

Para hacer la crema saborizada de naranja, verter la crema doble en un plato hondo y rociar azúcar impalpable encima. Batir la mezcla hasta que quede firme. Añadir el extracto de naranja y dejar reposar en la nevera hasta que sea necesaria.

Pelar las bananas y poner cada una en una hoja de aluminio.

Cortar el maracuyá por la mitad y exprimir el jugo sobre cada banana. También añadir el jugo de naranja y extracto.

Doblar el papel aluminio sobre las bananas para que queden bien encubiertas. Ponerlas en una fuente de hornear sobre carbón caliente por 10-15 minutos, o hasta que estén blandas.

Transferir a platos tibios. Abrir y luego servir inmediatamente con la crema saborizada de naranja.

Información nutricional por porción: Kcal: 380 Proteínas: 2g, Carbohidratos: 43g, Grasas: 11g

33. Envueltos de Pollo Fáciles

Ingredientes:

7 onzas pechuga de pollo, sin piel ni hueso, cortado en piezas del tamaño de un bocado

2 tazas of caldo de pollo

1 taza de yogurt griego sin grasa

½ taza de perejil fresco, trozados

½ cucharadita de sea Sal

¼ cucharadita de pimienta molida

1 cucharada de orégano

1 tomate pequeño, trozada finamente

1 cebolla pequeña, trozada finamente

4 tortillas de maíz

Preparación:

Combinar el caldo de pollo y el pollo en una cacerola grande. Hervir, bajar el fuego a medio y continuar cocinando por 10-15 minutos.

Remover del fuego y dejar enfriar un rato.

En un plato hondo grande, combinar el yogurt griego, pollo, perejil, sal y pimienta. Mezclar gentilmente hasta que el pollo esté bien cubierto.

Esparcir la mezcla sobre las tortillas y encima agregar tomate, cebolla y orégano.

Enrollar y servir.

Información nutricional por porción: Kcal: 167, Proteínas: 21g, Carbohidratos: 14.5g, Grasas: 5g

34. Sopa de Tomate Casera

Ingredientes:

2 onzas tomate, pelados y trozados

Pimienta negra molida a gusto

1 cucharada de apio, trozada finamente

1 cebolla, en cubos

1 cucharada de albahaca fresca, trozada finamente

Agua fresca

Preparación:

Precalentar una sartén antiadherente a fuego medio/alto. Agregar las cebollas, apio y albahaca fresca. Rociar un poco de pimienta y freír por 10 minutos, hasta que caramelice.

Agregar la salsa de tomate y ¼ taza de agua. Reducir el fuego al mínimo y cocinar por 15 minutos, hasta que ablande. Añadir 1 taza de agua y hervir. Remover del fuego y servir con perejil fresco.

Información nutricional por porción: Kcal: 21 Proteínas: 0.7g, Carbohidratos: 4.9g, Grasas: 0.9g

35. Envueltos de trozos de maíz

Ingredientes:

4 hojas de lechuga

4 cucharadas de maíz dulce

4 cucharadas de frijoles rojos

1 tomate pequeño, trozada finamente

4 cucharadas de atún, sin aceite

0,7 onzas queso Gouda rallado

½ cucharadita de sea Sal

4 tortillas de maíz

Preparación:

En un plato hondo pequeño, combinar el atún con el maíz dulce, frijoles rojos, gouda rallado y tomate.

Calentar las tortillas en microondas por 1 minuto. Esparcir un poco de la mezcla sobre cada tortilla, agregar lechuga y enrollar.

Información nutricional por porción: Kcal: 185, Proteínas: 29g, Carbohidratos: 21g, Grasas: 7g

36. Hamburguesas de batata y salmón

Ingredientes:

1lb batata, rebanado

1lb filete de salmón fresco

2 tazas de leche

2 huevos

1 cucharadita de sea Sal

1 cucharada de Aceite de linaza

1 taza de harina común

½ taza de migas de pan

½ taza de perejil, trozada finamente

Aceite vegetal

Preparación:

Poner la batata en una cacerola. Agregar suficiente agua para cubrir y hervir. Cocinar hasta que ablande. Remover del fuego y poner en un plato hondo. Añadir una cucharadita de sal, leche y aceite. Hacer un puré suave. Dejar a un lado.

Cortar finamente el filete de salmón y combinar con el puré de batata. Añadir harina, huevos y perejil. Mezclar bien, y formar hamburguesas de 1 pulgada de espesor. Cubrirlas con migas de pan.

Precalentar aceite sobre fuego medio/alto. Freír cada hamburguesa por 2-3 minutos de cada lado.

Información nutricional por porción: Kcal: 325, Proteínas: 45g, Carbohidratos: 41g, Grasas: 16g

37. Muffins Ingleses

Ingredientes:

1 taza de harina común

¼ taza de azúcar negra

¼ cucharadita de sea Sal

1 cucharadita de levadura

1 cucharada de manteca de almendra orgánica, derretida

2 tazas de leche

Preparación:

Combinar los ingredientes secos en un plato hondo grande y mezclar bien. Añadir 1 cucharada de manteca de almendra derretida y leche, hasta que la masa forme una bola. Puede agregar más leche para obtener la consistencia correcta. Mezclar bien por unos minutos, usando sus manos o una mezcladora eléctrica. La masa se pondrá muy pegajosa. Agregar más harina (2 cucharadas deberían ser suficiente) para obtener una mezcla suave. Cubrir y dejar leudar por 15 minutos.

Mientras tanto, precalentar el horno a 350 grados. Usar moldes de muffin para dar forma a la masa. Hornear por 20 minutos, hasta que doren.

Información nutricional por porción: Kcal: 287, Proteínas: 24g, Carbohidratos: 29g, Grasas: 14g

38. Panqueques de calabaza

Ingredientes:

5 clara de huevos

½ cucharada de canela

¼ taza avena

Azúcar

1 cucharada de lino molido

1/3 taza de calabaza fresca enlatada o hecha puré

Preparación:

Mezclar todos los ingredientes bien. Calentar una sartén hasta que esté bien caliente, a temperatura media. Usar una cuchara grande para poner los ingredientes mezclados en la sartén. Freír los panqueques de cada lado.

Información nutricional por porción: Kcal: 198, Proteínas: 28g, Carbohidratos: 31g, Grasas: 14g

39. Mix Frutal

Ingredientes:

1/3 taza de arándanos (preferentemente congelados)

Media taza de jugo de naranja

1 ½ tazas de yogurt natural

1 taza de frutillas

1 o 2 bananas

hielo picado si se necesita

y una cucharada de miel

Preparación:

Poner todos los ingredientes en la procesadora y mezclar bien hasta que quede suave. Si es necesario, agregar más jugo de naranja.

Información nutricional por porción: Kcal: 89, Proteínas: 8g, Carbohidratos: 17g, Grasas: 3g

40. "Nori Sushi"

Ingredientes:

Arroz:

 1 and 3/4 tazas nabos frescos pelados

3 cucharadas de nueces de macadamia, molidas

3 cucharadas de piñones, molidas

1 cucharada aceite de linaza o de semillas de cáñamo

1 ½ cucharada de néctar de agave

2 cucharadas de jugo de limón

1-2 pinches de sal marina celta

1 cucharada de miso del río sureño

1 palta

½ taza de brotes (de jengibre, girasol)

 Sushi:

1 zanahoria mediana

1 pimiento rojo

1 tallo de apio

1 cebollín

1 pepino

1 calabacín amarillo

 Marinada:

3 cucharadas de aceite de sésamo

1 cucharada semillas de sésamo negras

2 pinches de sal

2 cucharadas de jugo de limón

Preparación:

Esparcir 2-3 cucharadas de la mezcla de arroz sobre la hoja de nori. Poner 1-2 cucharadas de los vegetales marinados encima. Esparcir con unas piezas de palta. Poner los brotes sobre la palta y el arroz. Puede enrollar el sushi con los dedos o un aparato. Usando un cuchillo, cortar el rollo de nori en 5-6 partes iguales.

Poner 5 rollos en un plato y decorar con ajo, cebollines y semillas de sésamo.

Información nutricional por porción: Kcal: 254, Proteínas: 36g, Carbohidratos: 45g, Grasas: 17g

Snacks:

41. Ensalada de Nuez y Frutillas

Ingredientes:

½ taza de nueces molidas

2 tazas de frutillas frescas

1 cucharada de jarabe de frutilla

2 cucharadas de crema sin grasas

1 cucharada de azúcar negra

Preparación:

Lavar y cortar las frutillas en piezas pequeñas. Mezclar con las nueces molidas en un bowl. En otro bowl, combinar el jarabe de frutilla, crema sin grasas y azúcar negra. Batir bien con un tenedor y usar para aderezar la ensalada.

Información nutricional por porción: Kcal: 180, Proteínas: 29g, Carbohidratos: 27g, Grasas: 19g

42. Frijoles Cremosos

Ingredientes:

1 taza de frijoles verdes, cocidos

1 tomate mediano

1.5 taza de queso Cottage

1 cucharadita de salsa de ajo

1 cucharada de Aceite de linaza

Sal y pimienta a gusto

Preparación:

Remojar los frijoles en agua por 30 minutos. Remover y lavar. Cortar el tomate en piezas pequeñas y mezclar con los otros ingredientes. Sazonar con sal y pimienta. Servir frío.

Información nutricional por porción: Kcal: 197, Proteínas: 40g, Carbohidratos: 38g, Grasas: 21g

43. Acompañamiento de Repollo colorado rallado

Ingredientes:

1 taza de repollo colorado rallado

½ taza de zanahoria rallada

½ taza de remolacha rallada

1 taza de queso feta

3 cucharadas de almendras molidas

1 cucharada de extracto de almendra

1 cucharada de aceite de almendra

Sal a gusto

Preparación:

Mezclar los vegetales en un plato hondo grande. Agregar queso feta, almendras molidas y extracto de almendra. Sazonar con aceite de almendra y sal. Puede agregar un poco de jugo de limón o vinagre, pero eso es opcional.

Información nutricional por porción: Kcal: 186, Proteínas: 36g, Carbohidratos: 45g, Grasas: 17g

44. Frijoles verdes picantes

Ingredientes:

½ taza de frijoles verdes, cocidos

1 tomate grande

1 taza de achicoria trozada

2 tazas de atún, sin aceite

1 cucharada de salsa de tomate

1 cucharadita de chile molido

½ cucharadita de Pimienta

½ cucharadita de tabasco sauce

1 cucharada de aceite de oliva

Sal a gusto

Preparación:

Primero preparar la salsa picante. Mezclar salsa de tomate con chile molido, pimienta y salsa tabasco hasta obtener una mezcla suave (puede agregar unas gotas de jugo de limón). Lavar y cortar el tomate, combinar con los otros ingredientes y la salsa picante. Sazonar con aceite de oliva y sal.

Información nutricional por porción: Kcal: 232, Proteínas: 31g, Carbohidratos: 45g, Grasas: 17g

45. Rúcula primavera

Ingredientes:

1 tomate grande

1 cebolla pequeña

1 cucharada de ajo molido

1 taza de rúcula trozada

1 taza de queso Cottage

1 cucharada de jugo de limón

Sal y pimienta a gusto

Preparación:

Lavar y cortar los vegetales. Combinar los ingredientes en un bowl grande y sazonar con jugo de limón, sal y pimienta.

Puede agregar un poco de chile, curry, cúrcuma o jengibre, de acuerdo a su gusto. Esto es opcional.

Información nutricional por porción: Kcal: 10 Proteínas: 2g, Carbohidratos: 3g, Grasas: 0g

46. Quínoa y queso

Ingredientes:

1/3 taza de quínoa

1 taza de rábano trozado

½ taza de repollo rallado

½ taza de queso feta

aceite de oliva

Sal a gusto

Preparación:

Primero, cocinar la quínoa. Para cocinar una taza de quínoa, necesita dos tazas de agua. Tarda unos 20 minutos, a baja temperatura. Remover del fuego y colar. Dejar enfriar un rato.

Mezclar la quínoa con el rábano trozado y el repollo rallado. Agregar el queso feta, aceite de oliva y un poco de sal.

Información nutricional por porción: Kcal: 204 Proteínas: 13g, Carbohidratos: 18g, Grasas: 9g

OTROS TITULOS DE ESTE AUTOR

70 Recetas De Comidas Efectivas Para Prevenir Y Resolver Sus Problemas De Sobrepeso: Queme Calorías Rápido Usando Dietas Apropiadas y Nutrición Inteligente

Por

Joe Correa CSN

48 Recetas De Comidas Para Eliminar El Acné: ¡El Camino Rápido y Natural Para Reparar Sus Problemas de Acné En 10 Días O Menos!

Por

Joe Correa CSN

41 Recetas De Comidas Para Prevenir el Alzheimer: ¡Reduzca El Riesgo de Contraer La Enfermedad de Alzheimer De Forma Natural!

Por

Joe Correa CSN

70 Recetas De Comidas Efectivas Para El Cáncer De Mama: Prevenga Y Combata El Cáncer De Mama Con una Nutrición Inteligente y Alimentos Poderosos

Por

Joe Correa CSN